AF500297

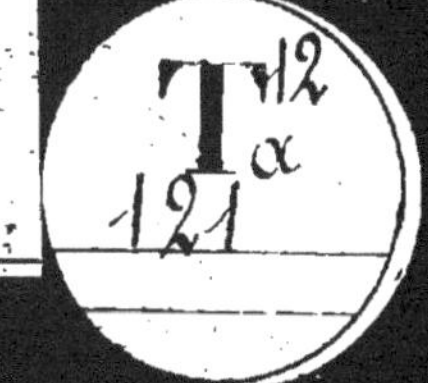
T
121

RECHERCHES
SUR LA
NOTION DE SURFACE
EN ANATOMIE

DÉTERMINATION DE LA SURFACE DES ORGANES EN GÉNÉRAL
ET DU CERVEAU EN PARTICULIER
PAR LA MÉTHODE DES PESÉES
(MENSURATIONS FAITES SUR VINGT-DEUX CERVEAUX)

Par le Dr Armand-B. PAULIER
ANCIEN INTERNE DES HOPITAUX

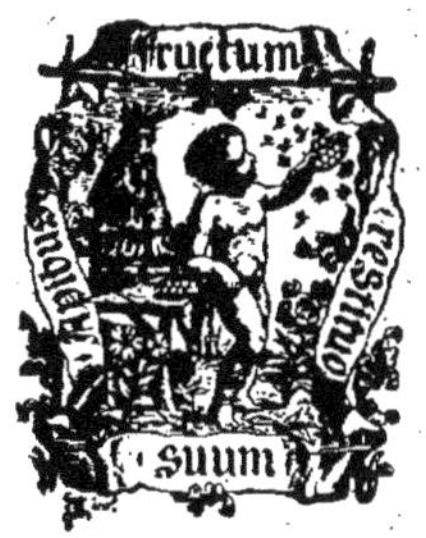

PARIS
SOCIÉTÉ D'ÉDITIONS SCIENTIFIQUES
PLACE DE L'ÉCOLE-DE-MÉDECINE
4, RUE ANTOINE-DUBOIS, 4

1892

RECHERCHES
SUR LA NOTION DE SURFACE
EN ANATOMIE

RECHERCHES

SUR LA

NOTION DE SURFACE

EN ANATOMIE

DÉTERMINATION DE LA SURFACE DES ORGANES EN GÉNÉRAL ET DU CERVEAU EN PARTICULIER PAR LA MÉTHODE DES PESÉES

(MENSURATIONS FAITES SUR VINGT-DEUX CERVEAUX)

Par le Dr Armand-B. PAULIER

ANCIEN INTERNE DES HOPITAUX

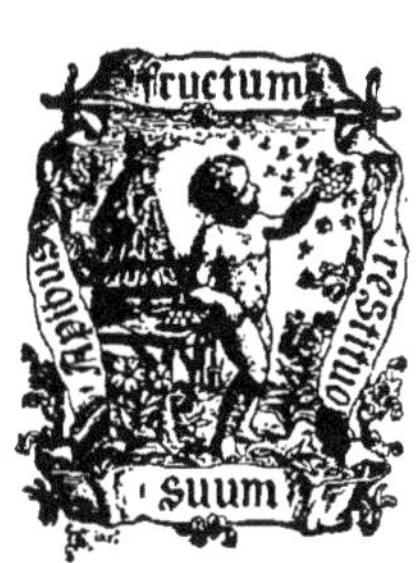

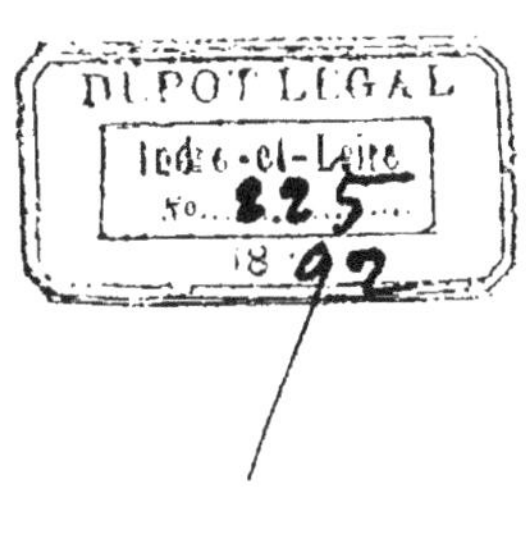

PARIS

SOCIÉTÉ D'ÉDITIONS SCIENTIFIQUES

PLACE DE L'ÉCOLE-DE-MÉDECINE

4, RUE ANTOINE-DUBOIS, 4

1892

RECHERCHES
SUR LA NOTION DE SURFACE
EN ANATOMIE

De toutes les questions qui intéressent l'anatomie des organes, il en est une qui a été, sinon négligée, au moins fort peu étudiée, celle de leur superficie. Si l'on parcourt les ouvrages d'anatomie classiques, on y trouve en effet tous les renseignements désirables sur le poids, la forme, le volume ou les dimensions en tous sens ; rarement il est question de la surface.

Cette lacune est surtout sensible pour le cerveau dont on a étudié et décrit avec beaucoup de soins tous les éléments morphologiques, sauf la superficie sur laquelle nous n'avons que des notions insuffisantes ou contradictoires.

Peu d'auteurs se sont occupés de cet important sujet, et les procédés proposés sont généralement peu pratiques. Ainsi pour déterminer la surface des hémisphères cérébraux, Gall déchirait le tissu qui relie les deux faces de chaque circonvolution, qu'il écartait ensuite de manière à ramener sur un même plan le fond et le sommet de cette circonvolution. Il obtenait ainsi une vaste membrane plus ou moins épaisse, plus ou moins continue dont il mesurait ensuite les dimensions.

Baillarger déplissait les circonvolutions en enlevant autant que possible toute la substance blanche sous-jacente, de manière à ne conserver que l'écorce grise, qu'il déployait ensuite et dont il prenait un moulage en plâtre. Il appliquait sur ce dernier une membrane très mince qu'il mesurait mathématiquement.

Ces deux procédés, très longs, très minutieux et d'une pratique difficile, ont le défaut capital d'entraîner la destruction complète du cerveau dont on veut avoir la surface, et il peut être utile, quelquefois même nécessaire, de le conserver pour d'autres recherches.

Giacomini commence par durcir le cerveau dans une solution de chlorure de zinc. Cette méthode ne peut donner que des résultats inexacts, puisque le premier effet du durcissement est de rétracter la substance cérébrale et d'en réduire toutes les dimensions.

Rodolphe et Hermann Wagner, Vogt et Janssen ont essayé d'évaluer la surface apparente du cerveau en le recouvrant de feuilles très minces d'étain ou d'or dont on avait préalablement déterminé l'étendue. En déduisant de celle-ci le nombre des lamelles appliquées sur les hémisphères, on obtenait la superficie de ces derniers.

Cette méthode nous paraît d'une application à peu près impossible pour la détermination de la surface réelle du cerveau, étant données les irrégularités infinies des replis des circonvolutions, et nous doutons qu'on puisse arriver ainsi à un résultat même approximatif.

Enfin Calori, Wagner et Janssen ont chercher à calculé la valeur des replis du cerveau en multipliant la longueur du sillon qui sépare chaque circonvolution par sa profondeur, et en doublant le produit obtenu. Ce calcul suppose la surface des circonvolutions régulières dans les replis, ce qui n'est pas ; ces replis présentent en réalité des incurvations, des irrégularités telles qu'il est impossible d'en établir mathématiquement la valeur.

Ces divers procédés, en dehors des inconvénients que nous venons de signaler, ont le tort grave de laisser complètement de côté certains organes encéphaliques dont la surface serait aussi très intéressante à connaître, comme le cervelet, le bulbe, la protubérance, les glanglions sous-corticaux, la surface des différents lobes et celle de chaque circonvolution en particulier.

La méthode que nous proposons répond, croyons-nous, à ces différents désidérata. Partant de ce fait que, jusqu'à nouvel ordre la mensuration directe sur l'organe même est impossible, nous avons procédé indirectement, et notre méthode comprend en principe deux opérations distinctes :

1° Prendre le moulage exact de l'organe ou de la partie du corps dont on veut avoir la surface;

2° Calculer la surface de ce moulage.

Pour obtenir le moulage, le mode opératoire varie suivant les cas:

S'il s'agit d'une pièce sèche comme la main, le pied, le bras, le nez, les oreilles ou même un objet quelconque, on applique avec un pinceau une couche suffisamment épaisse d'un enduit composé de *gélatine*, de *glycérine* et *d'eau* à parties égales. Cette application se fait avec la plus grande facilité, et l'enduit gélatino-glycériné se maintient liquide à une température assez basse pour pouvoir être appliqué sur les parties vivantes sans crainte de produire des brûlures.

Au bout de dix minutes, un quart d'heure, la couche de gélatine est assez sèche pour qu'on puisse l'enlever après avoir fait une section sur tout le pourtour de la région enduite ; on a ainsi un moulage absolument exact de cette dernière, moulage souple, élastique, qui, grâce à l'addition de la glycérine, conserve sa souplesse, et ne devient pas dure et cassante comme avec la gélatine seule.

Sur le cadavre, la couche de gélatine glycérinée sèche très rapidement; sur le vivant, il faut un peu plus de temps, surtout à la paume de la main où par suite de l'élévation de température de cette partie du corps, la dessiccation se fait plus lentement.

S'il s'agit d'une pièce mouillée, humide ou molle, comme le cerveau ou un organe ramolli, on commence par en prendre le moulage avec de la *paraffine*. Cette substance, d'un prix peu élevé, fond à une température de 50 degrés environ, et, une fois fondue, s'applique avec la plus grande facilité à l'aide d'un pinceau. Elle se solidifie presque instantanément et, lorsqu'elle est refroidie, s'enlève sans difficulté. On a ainsi un moulage d'un ou deux millimètres d'épaisseur, solide, très maniable et qui est la reproduction absolument exacte de la pièce à mesurer. On y applique ensuite une couche de gélatine glycérinée, qu'on enlève lorsqu'elle est refroidie, et dont on détermine la surface comme nous l'indiquerons plus loin.

Cette application de la paraffine au pinceau est extrêmement facile, et permet d'obtenir à volonté le moulage du cerveau entier ou d'une partie quelconque de l'encéphale, le cervelet, le bulbe et la protubérance, ou bien encore un lobe, ou enfin une circonvolution isolée, comme les circonvolutions Rolandiques, dont on peut avoir la surface apparente ou la surface réelle après déplissement de ces circonvolutions.

Pour la détermination de la *surface apparente* du cerveau, l'opération est très simple, et l'on procède comme nous venons de le dire. On commence par enlever la protubérance, le bulbe et le cervelet, de manière à isoler complètement chaque hémisphère cérébral qui doit être moulé *avec ses enveloppes*. L'hémisphère étant posé à plat sur sa face interne, on recouvre sa surface convexe d'une couche de paraffine; lorsque celle-ci est solidifiée, on retourne la pièce, et l'on enduit l'autre face: puis, avant que l'ensemble ne soit complètement refroidi, on fait une section circulaire qui permet d'enlever le moule sans le briser; on a ainsi deux calottes solides qui sont la représentation exacte de la surface cérébrale. On opère de même pour le cervelet, le bulbe et la protubérance.

Lorsqu'il s'agit de la *surface réelle* des hémisphères, c'est-à-dire de la surface des circonvolutions déplissées, l'opération est plus longue et un peu plus compliquée. On enlève d'abord les enveloppes, puis on écarte les circonvolutions, et l'on coule dans leurs intervalles de la paraffine fondue qui pénètre, à l'état liquide, dans les moindres anfractuosités. On achève le moulage au pinceau, en prenant des précautions qu'il serait trop long d'indiquer ici. Pour plus de sûreté, on fait une grande coupe de l'hémisphère, coupe parallèle à la scissure interhémisphérique et passant au-dessus de l'insula de Reil, par le fond de la scissure de Sylvius. On a ainsi deux fragments sur lesquels les circonvolutions s'écartent avec la plus grande facilité. On peut ensuite les raccorder ensemble, soit pour étudier le cerveau entier, soit pour mouler telle ou telle circonvolution isolément.

On peut encore, pour faciliter l'opération, faire macérer le cerveau pendant vingt-quatre heures dans une solution d'alun à 5 p. 100; cette solution n'a pas le temps de durcir ni de faire rétracter la substance cérébrale, mais donne à sa surface une consistance un peu plus ferme, consistance qui rend la pièce plus maniable et permet d'écarter plus aisément les replis.

On recouvre ensuite le moulage d'une couche de gélatine glycérinée. Cette couche doit être suffisamment épaisse, il y a là un point de pratique qu'il est difficile de préciser et qui s'acquiert par l'habitude.

La couche gélatino-glycérinée une fois enlevée, reste à en mesurer la surface.

C'est là le second point du problème à résoudre.

La première idée qui se présente à l'esprit est de découper ce moulage de gélatine en fragments, et de les appliquer sur une feuille de papier quadrillé divisé en centimètres carrés; on compte le nombre de centimètres recouverts, et l'on a la surface. Ce procédé, très simple en apparence, est en réalité d'une application difficile, les surfaces à mesurer étant rarement linéaires, plus rarement encore géométriques ; elles sont le plus souvent irrégulières, il faut alors les découper par bandelettes plus ou moins longues et plus ou moins larges, qu'on doit ensuite coller avec beaucoup de soins et de patience, de manière à couvrir régulièrement le papier quadrillé. Cette opération, toujours longue et difficile, devient impraticable avec une surface aussi compliquée que celle du cerveau déplissé.

Nous avons donc cherché un moyen plus rapide, et voici ce que nous proposons :

Supposons que nous ayons à mesurer une feuille de gélatine glycérinee, enlevée d'un moulage en paraffine et représentant la surface apparente d'un hémisphère cérébral. On fait sur le pourtour, au niveau des parties convexes ou concaves, des entailles qui permettent de rendre cette feuille absolument horizontale; on la colle avec une solution de gélatine sur une *feuille d'étain*, ayant une épaisseur déterminée, et sur laquelle nous reviendrons tout à l'heure ; on découpe cette feuille en suivant exactement les contours de la lame de gélatine ; on enlève cette dernière, et il reste un morceau d'étain que l'on pèse ; on divise son poids par celui d'un carré d'étain de la même feuille ayant 10 centimètres de côté, et représentant en surface 100 centimètres ; autant de fois le poids de la feuille d'étain découpée contiendra le poids de ces 10 centimètres, autant de fois il y aura 100 centimètres carrés.

Cette seconde partie du procédé comprend donc les opérations suivantes : coller le moulage en gélatine glycérinée sur une feuille d'étain ; — découper ce moulage ; — enlever la feuille de gélatine ; — peser le morceau d'étain découpé ; — diviser le poids obtenu par le poids de 10 centimètres carrés de cette même feuille, et multiplier par 100. On obtient ainsi la surface cherchée.

Cette *méthode des pesées* est, dans l'immense majorité des cas, d'une application rapide et facile.

Donne-t-elle des résultats suffisamment exacts ? C'est là un point fort important à examiner. On fera remarquer d'abord que, pour arriver à une exactitude rigoureuse, absolue, il faudrait avoir des feuilles d'étain d'une homogénéité parfaite, c'est-à-dire présentant le même poids sur tous les points de leur surface et dans toute leur étendue, conditions qui doivent être difficiles à réaliser dans la pratique.

L'objection se présentait d'elle-même, et nous avons cherché à y répondre d'avance en prenant les précautions les plus minutieuses pour diminuer autant que possible cette cause d'erreur. Après une série d'essais avec des feuilles de papier plus ou moins épaisses, des morceaux d'étoffe, de la mousseline et des feuilles métalliques, nous nous sommes arrêtés aux feuilles d'étain qui nous ont paru remplir toutes les conditions désirables.

Ces feuilles se trouvent dans le commerce en rouleaux de 5 à 6 mètres de long sur 60 centimètres de large; leur épaisseur varie depuis 1 dixième de millimètre jusqu'à 2, 3, 4, 5 dixièmes et plus [1]. Elles sont obtenues au laminoir qui leur donne mathématiquement la même épaisseur sur toute leur étendue. Du reste, d'après les renseignements fournis par le fabricant, on pourrait les faire faire exprès; une fois le laminoir mis au point pour une épaisseur donnée, on pourrait avoir autant de mètres de feuilles d'étain que l'on voudrait : 20, 30, 40, 50 mètres et plus, par rouleaux de 5 mètres, rouleaux ayant rigoureusement la même épaisseur.

Nous avons opéré avec des feuilles ayant de 1 dixième à 3 dixièmes 1/2 de millimètre d'épaisseur; nous donnons la préférence à ces dernières parce qu'elles sont assez pesantes pour que les différences de poids ne soient pas très sensibles d'un point à un autre ; ainsi sur une feuille ayant 3 dixièmes de millimètre, 10 centimètres carrés pris au commencement, au milieu et à la fin d'un rouleau de plus de 1 mètre de long, pesaient 22 gr. 15, 22 gr. 05 et 21 gr. 95, soit en moyenne 22 gr. 05, avec un écart de 20 centigrammes seulement entre les deux poids extrêmes, 20 centigrammes sur un poids de plus de 2,000 centigrammes. Sur une autre feuille de 3 dixièmes 1/2 de millimètre, nous avons trouvé 23 gr. 15, 23 gr. 25 et 23 gr. 35, soit un poids moyen de 23 gr. 25, avec encore un écart de 20 centigrammes entre les deux poids les plus éloignés, 20 centigrammes de différence pour un poids de plus de 2,300 centigrammes. Enfin sur une troisième feuille de 2 dixièmes de millimètre et 1 centième d'épaisseur et de $1^{m},50$ de long, nous avons trouvé exactement 15 gr. 85 au commencement, au milieu et à la fin du rouleau. Ces petites différences de poids n'ont donc pas une grande valeur, et se traduisent dans les mensurations par des écarts très peu marqués.

Nous avons, en effet, vérifié les résultats obtenus très rapidement par cette méthode des pesées avec ceux que donne, après beaucoup de temps et de patience, le procédé du papier quadrillé. Dans un premier cas, notre procédé nous donnait comme surface 289 centimètres carrés ; avec le papier quadrillé nous avons trouvé 295, soit une différence de 6 centimètres pour une surface de près de 300 centimètres carrés. Dans un second cas, avec une autre feuille d'étain, la première méthode nous a donné 95 cent. 32, l'autre 97, soit encore une différence en trop de 1. cent. 68. Enfin dans un troisième essai, avec une troisième feuille d'étain, pour un carré de 15 centimètres de côté, le calcul et le papier

[1] On peut se les procurer chez Lambert, fabricant de feuilles métalliques, rue Volta.

quadrillé donnent 225 centimètres carrés, nous avons trouvé 230, soit, toujours en trop, une différence de 5 centimètres. Les écarts, sont donc peu considérables, et comme ils paraissent se produire toujours dans le même sens, il est facile de les rectifier.

En somme, on peut presque affirmer qu'on obtient la surface d'un organe à 5 ou 6 centimètres carrés près. D'ailleurs on pourra perfectionner cette méthode des pesées qui n'a pas la prétention de donner des résultats d'une rigueur mathématique, mais qui met entre les mains un moyen rapide et pratique de calculer une surface quelconque avec une approximation très suffisante.

Elle présente en effet le grand avantage de pouvoir s'appliquer au calcul de la surface de *tous les organes et de toutes les parties du corps*. C'est ainsi que nous avons pu déterminer la superficie d'un foie, d'un cœur, d'une rate, d'un rein, des deux mains, des pieds, de plusieurs côtes, de l'os temporal, des oreilles, etc. etc.

Le mode opératoire est absolument le même que pour le cerveau, mais beaucoup plus facile, les surfaces étant généralement plus régulières et les pièces plus maniables.

Pour plus de précautions, si l'on veut faire des recherches sur tel ou tel organe, il faut avoir soin d'opérer avec la même feuille d'étain, de manière à éviter les petites différences de poids qui peuvent se présenter d'une feuille à une autre.

Voici quelques-unes des mensurations obtenues :

Cerveau de Macaque

Surface apparente des deux hémisphères	143^{c2},14

Cerveau de Singe papion

Surface apparente des deux hémisphères	171^{c2},16
— — du cerveau entier	212^{c2},28

Cerveau de Renard

Surface apparente des deux hémisphères	91^{c2},54
— — du cerveau entier	130^{c2},90
Surface d'un foie	749^{c2},04
— d'un cœur	272^{c2},04
— d'un autre cœur	297^{c} ,86
— d'un rein	205 ,75
— d'une rate	202 .54
— de la première côte	42 ,90
— de la deuxième côte	61 ,51
— de l'os temporal	134 ,07
— de la face interne d'un crâne de singe	115^{c2},78
— de la figure (du masque) d'une jeune fille de 18 ans	317^{c2},56
— de son oreille droite	46^{c2},87
— de son nez	14^{c} ,51
— de mes deux mains	840^{c} ,60
— des deux mains d'un autre sujet	895^{c2},77
— des deux pieds du même sujet	1134^{c} ,00

etc. etc.

Ces chiffres montrent que cette méthode peut s'appliquer à la mensuration de tous les organes et des superficies les plus diverses et les plus accidentées.

En ce qui concerne le cerveau que nous avons surtout étudié, on peut obtenir :

1° La surface apparente[1] et la surface réelle du cerveau à l'état frais ;

2° La surface apparente et la surface réelle de chaque hémisphère ;

3° La surface apparente et la surface réelle de l'écorce grise *seule ;* c'est-à-dire de la partie réellement intellectuelle du cerveau ;

4° Les surfaces apparente et réelle de chacun des lobes du cerveau et de chaque circonvolution en particulier ;

5° La surface du bulbe et de la protubérance ;

6° La surface des ganglions sous-corticaux ;

7° La surface apparente du cervelet et sa surface réelle.

Résultats des mensurations faites sur vingt-deux cerveaux d'adultes[2]

Nos recherches ont porté sur vingt-sept cerveaux, mais en réalité vingt-deux seulement ont pû être mesurés au point de vue des surfaces, soit dans leur ensemble, soit seulement dans certaines parties. Ces vingt-sept cerveaux comprenaient quinze cerveaux d'hommes, onze de femmes et un cerveau, le cerveau H, dont l'origine nous était inconnue.

[1] La surface *apparente* est la surface des hémisphères ou du cervelet recouverts de leurs enveloppes.

La surface *réelle* est la surface des hémisphères ou du cervelet déplissés.

La surface de *l'écorce grise* s'obtient en retranchant des surfaces précédentes toute la région située au-dessous de la circonvolution du corps calleux et comprenant la coupe de ce dernier et toute la face interne des corps opto-striés, ou ganglions sous-corticaux, masse blanche que ne recouvre pas la substance grise.

[2] Cette seconde partie de notre mémoire n'a pas été communiquée à la Société de Biologie, nous n'avions pas encore terminé nos calculs et nos relevés à cette époque.

Poids et surfaces apparentes du cerveau entier

TABLEAU N° 1

HOMMES			FEMMES		
CERVEAUX	POIDS TOTAL	SURFACE APPARENTE	CERVEAUX	POIDS TOTAL	SURFACE APPARENTE
E.......	1112^{g}	1107^{c2},96	F.......	964^{g}	» »
U.......	1150	» »	M'.......	1035	» »
M	1152	947 72	Z.......	1060	1118^{c2},60
C	1155	833 11	Z'......	1064	» »
D.......	1238	» »	V.......	1096,80	926 80
I.......	1262	1165 60	I.......	1117	944 49
B.......	1285	1091 41	R.......	1143	1046 97
Q	1304	» »	P.......	1217	953 41
S.......	1316	1039 66	K.......	1228	» »
AA	1381	1109 18	Y.......	1343	» »
N.......	1406	1259 63	A.......	1377	» »
X	1478	» »	»	»	» »
O.......	1483	1054 05	»	»	» »
L.......	1534	» »	»	»	» »
J.......	1660	1168 27	»	»	» »

Ce premier tableau nous montre :

1° Que le poids [1] moyen de ces vingt-six cerveaux a été de 1238,62, poids inférieur à la moyenne généralement admise.

2° Que le poids moyen des cerveaux d'hommes, qui est de 1327,73, est supérieur à celui des cerveaux de femmes qui n'a été que de 1149,52. Ces chiffres confirment les résultats connus et d'après lesquels le cerveau de la femme pèse moins que celui de l'homme.

3° Qu'au point de vue des *surfaces*, il n'existe *aucun rapport*, ni direct, ni indirect, entre le poids du cerveau et sa surface apparente, aussi bien chez l'homme que chez la femme. C'est ainsi que le cerveau J, qui pèse 1660 gr., n'a qu'une surface de 1168^{c2}, surface presque égale (1165) à celle du cerveau I qui pèse près de 400 gr. de moins (1262). C'est ainsi encore que le cerveau P qui pèse 1217 gr., a une surface moins grande (953^{c2}) que le cerveau Z qui a une surface de 1118^{c2} pour un poids de 1060 gr. On ne peut donc pas conclure du poids à la surface, et de ce fait qu'un cerveau pèse beaucoup plus qu'un autre, on ne peut pas en déduire que sa valeur cérébrale soit plus grande.

[1] Pour la question des poids, il y aurait lieu de savoir si les anatomistes ont pesé les cerveaux avec leurs enveloppes ou sans ces enveloppes ; il peut en résulter pour les hémisphères seuls une différence de 10 à 12 et 15 gr., poids de ces enveloppes à l'état frais ; car ce poids n'est plus que de 4 à 5 gr. quand les enveloppes sont sèches. — Tous nos cerveaux ont été pesés *avec les enveloppes*, à cause des difficultés que présente l'enlèvement de ces dernières sur le cervelet. On risque d'enlever une partie de la substance cérébelleuse. — Il est donc plus simple de peser l'encéphale tel qu'il se présente ; seulement il faut bien s'entendre à ce sujet.

Poids et surfaces apparentes du cervelet

TABLEAU N° 2

HOMMES			FEMMES		
CERVELET	POIDS	SURFACE APPARENTE	CERVELET	POIDS	SURFACE APPARENTE
M.......	120^{g},70	148^{c2},38	F.......	105^{g},70	» »
B.......	121 50	158 37	Z.......	113 10	141^{c2}, 95
E.......	129 50	165 82	M'......	118 00	145 22
D.......	138 75	» »	V	119 60	143 21
I	139 00	205 36	R.......	126 30	148 56
AA......	146 00	170 02	Z'......	126 80	» »
C.......	148 00	149 79	T.......	135 80	151 41
Q.......	150 80	184 22	P.......	137 50	156 17
O.......	158 00	171 57	Y	146 20	» »
S.......	160 20	169 39	K	150 00	» »
J........	162 25	239 68	A	154 50	171 66
X.......	163 20	184 85			
N.......	168 50	202 08			

Le *poids* moyen du cervelet a été de 148 gr. chez l'homme et 130 gr. chez la femme, chiffres qui confirment les résultats obtenus par Parchappe et Sappey, que le cervelet est plus volumineux chez l'homme que chez la femme, contrairement à l'opinion émise autrefois par Gall et Cuvier.

La *surface apparente* des vingt cervelets que nous avons mesurés a été en moyenne de 165^{c2} pour les deux sexes; 179 chez l'homme et 151 chez la femme; la surface moyenne apparente de cervelet est donc, comme le poids moyen, plus grande chez l'homme que chez la femme.

Nous constatons en outre le même fait que pour l'ensemble du cerveau, c'est-à-dire qu'il n'y a pas de rapport direct, ni indirect, entre le poids du cervelet et sa surface apparente, au moins chez l'homme ; car chez la femme, il semble qu'il y ait tendance à une progression presque régulière. Ce sera à vérifier sur une nouvelle série.

Surface réelle du cervelet

Nous n'avons essayé qu'une fois le calcul de cette surface, pour le cerveau C, et nous sommes arrivé à un résultat singulièrement intéressant. La surface du cervelet déplissé a été de 823^{c2},54, la surface apparente de tout l'encéphale était de 833^{c2},11. Le cervelet déplissé aurait donc, d'après ce premier calcul, une superficie sensiblement égale à la surface apparente du cerveau entier. Bien que cette recherche exige un travail très long et très minutieux, il y aurait lieu de le reprendre pour voir si l'on arriverait à la même conclusion.

Poids et surfaces apparentes des hémisphères cérébraux

TABLEAU N° 3. — HOMMES

CERVEAUX	POIDS DE CHAQUE HÉMISPHÈRE	POIDS TOTAL des deux hémisphères	SURFACE APPARENTE des deux hémisphères	SURFACE APPARENTE DE CHAQUE HÉMISPHÈRE	SURFACE APPARENTE DE L'ÉCORCE GRISE de chaque hémisphère	SURFACE APPARENTE DE L'ÉCORCE GRISE des deux hémisphères
E........	Hém. D. = 468,80 Hém. G. = 469,50	938 g,30	895 c2,02	Hém. D. = 438 c2, 0 Hém. G. = 456 92	Hém D. = 404 c2,26 Hém. G. = 423 08	827 c2, 08
C........	Hém. D. = 498, » Hém. G. = 488. »	986 »	652 68	Hém. D. = 330 76 Hém. G. = 321 92	Hém. D. = 303 99 Hém. G. = 296 15	600 14
M........	Hem. D. = 509, » Hém. G. = 504, »	1013 »	760 20	Hém. D. = 377 84 Hém. G. = 382 36	» »	» »
S........	Hém. D. = 570. » Hém. G. = 564, »	1034 »	833 12	Hém. D. = 406 80 Hém. G. = 426 32	Hém D. = 375 32 Hém. G = 394 84	770 16
I........	Hém. D. = 539, » Hém. G. = 556. »	1095 »	909 06	Hem. D. = 440 85 Hém. G. = 468 21	» »	» »
Q........	Hem. D. = 564, » Hém. G. = 563.50	1127 50	893 36	Hém. D. = 433 43 Hém G. = 459 93	Hém. D. = 392 74 Hém G. = 419 24	811 98
B........	Hém. D. = 578, » Hém. G — 570, »	1148 »	886 67	Hém. D. = 427 08 Hém G. = 459 58	Hém. D. = 405 20 Hém. G = 437 70	842 91
AA......	Hém. D. = 600, » Hém. G. = 610, »	1210 »	895 46	Hem D = 442 06 Hém G. = 453 40	Hém. D. = 399 87 Hém. G. = 411 21	811 08
N........	Hém. D. = 595,80 Hém. G. = 615.20	1211 »	993 77	Hém. D. = 510 » Hém. G. = 483 77	Hém. D. = 465 31 Hém. G. = 439 09	904 40
O........	Hem. D. = 653, » Hém. G. = 649, »	1302 »	839 51	Hem. D. = 407 64 Hém. G. = 431 87	Hém. D. = 368 79 Hém. G = 393 02	761 81
J........	Hém. D. = 769, » Hém. G. = 708, »	1477 »	889 88	Hem. D. = 452 47 Hém. G. = 437 41	Hem. D. = 416 78 Hém. G = 401 72	818 50
MOYENNE..	Hém. D. = 576.70 Hém. G. = 574.29	1139 25	868 06	Hém. D. = 424 27 Hém. G. = 434 70	Hém. D. = 392 46 Hém. G. = 401 78	795 34

TABLEAU N° 4. — FEMMES

CERVEAUX	POIDS DE CHAQUE HÉMISPHÈRE	POIDS TOTAL des deux hémisphères	SURFACE APPARENTE des deux hémisphères	SURFACE APPARENTE DE CHAQUE HÉMISPHÈRE	SURFACE APPARENTE DE L'ÉCORCE GRISE de chaque hémisphère	SURFACE APPARENTE DE L'ÉCORCE GRISE des deux hémisphères
F	Hém. D. = 427, » Hém. G. = 409, »	836 ^{g}, »	794 ^{c2},55	Hém. D. = 417 ^{c2},15 Hém. G. = 377 40	» »	» »
M'.......	Hém. D. = 447, » Hém. G. = 449, »	896 »	731 20	Hém. D. = 368 15 Hém. G. = 363 05	» »	»
Z........	Hem. D. = 465,50 Hém. G. = 465,70	931 20	738 74	Hem. D. = 367 83 Hém. G. = 370 91	» »	» »
V........	Hém. D. = 480,30 Hém. G. = 476,70	957 20	721 45	Hem. D. = 355 5[illegible] Hém. G. = 365 [illegible]	Hém. D. = 332 ^{c2},81 Hém. G. = 343 22	676 ^{c2}, 03
T	Hém. D. = 480, » Hém. G. = 478, »	958 »	745 42	Hém. D. = [illegible]1 38 Hém. G. = 364 04	Hém. D = 351 73 Hém. G. = 334 49	686 12
R........	Hém. D. = 500, » Hém G. = 496, »	996 »	859 30	Hém. D. = 423 34 Hém. G. = 435 96	Hém. D. = 392 43 Hém. G. = 405 05	797 48
P........	Hém. D. = 535, » Hém. G. = 524,50	1059 50	757 24	Hém D. = 372 48 Hém. G. = 384 76	Hém. D. = 344 33 Hém. G = 356 61	700 94
MOYENNE..	Hem. D. = 475,84 Hém. G. = 471,27	947 70	763 98	Hém. D. = 383 69 Hém. G. = 380 29	Hém. D. = 355 32 Hém. G. = 359 84	715 64

L'examen détaillé des tableaux 3 et 4 nous donne les résultats suivants :

De même que pour l'encéphale et le cervelet, pas de rapports fixes entre le poids et la surface des hémisphères.

Poids moyen des deux hémisphères	chez l'homme. . =	1139^{g},25
	chez la femme . =	947 70
Différence en faveur des hémisphères de l'homme.		92^{g},55
Surface apparente des deux hémisphères. .	chez l'homme. . =	868^{c2},06
	chez la femme . =	763 98
Différence en faveur de l'homme	=	104^{c2},08
Surface apparente de l'écorce grise des deux hémisphères.	chez l'homme. . =	795^{c2},34
	chez la femme . =	715 14
Différence en faveur de l'homme	=	80^{c2},20

Moyenne de la surface apparente des deux hémisphères (homme et femme) = 816^{c2},17

Moyenne de la surface apparente de l'écorce grise des deux hémisphères (homme et femme) = 755^{c2},24

Différence entre les deux surfaces = 60^{c2},76

Poids moyen de l'hémisphère droit.	chez l'homme. . =	576^{g},70
	chez la femme . =	475 84
Différence en faveur de l'homme.	=	100^{g},96
Poids moyen de l'hémisphère gauche. . . .	chez l'homme. . =	574^{g},29
	chez la femme . =	471 27
Différence en faveur de l'homme.	=	103^{g},02
Moyenne de la surface apparente de l'hémisphère droit.	chez l'homme. . =	424^{c2},27
	chez la femme . =	383 69
Différence en faveur de l'homme	=	40^{c2},58
Moyenne de la surface apparente de l'hémisphère gauche	chez l'homme. . =	434^{c2},70
	chez la femme . =	380 29
Différence en faveur de l'homme	=	54^{c2},41
Poids moyen de *l'hémisphère droit* (homme et femme) . . .	=	526^{g},27
Poids moyen de *l'hémisphère gauche* (homme et femme). .	=	522 78
Différence en faveur de l'hémisphère droit . . .	=	3^{g},49

Moyenne de la surface apparente de l'hémisphère droit (homme et femme) = 403^{c2},98

Moyenne de la surface apparente de l'hémisphère gauche (homme et femme) = 407^{c2},49

Différence en faveur de l'hémisphère gauche = 3^{c2},51

Moyenne de la surface apparente de l'*écorce grise* de l'*hémisphère droit* (homme et femme) = 373^{c2},89.

Moyenne de la surface apparente de l'*écorce grise* de l'*hémisphère gauche* (homme et femme) = 380^{c2},81.

Différence en faveur de la surface de l'écorce grise de l'hémisphère gauche = 6^{c2},92.

Ainsi, d'une façon générale, l'hémisphère droit *pèse plus* que l'hémisphère gauche et il est *moins étendu*, que l'on considère l'ensemble des hémisphères ou seulement l'écorce grise. La différence est surtout sensible pour l'homme, chez lequel nous constatons un écart de surface de 10^{c2},43 au profit de l'hémisphère gauche. Chez la femme, au contraire, les surfaces apparentes sont très sensiblement égales; l'hémisphère droit, au moins dans cette série, serait même plus étendu que le gauche.

Si l'on considère maintenant les rapports des deux hémisphères droit et gauche en général, sur les dix-huit cerveaux que renferment les tableaux 3 et 4, on constate que, au point de vue des poids et des surfaces, le *poids* de l'hémisphère droit a été

10 fois supérieur à celui de l'hémisphère gauche;

5 — très sensiblement égal à l'hémisphère gauche (Cerv. E, I, B, N', Z et T);

3 fois inférieur à l'hémisphère gauche (Cerv. I, AA, N);

Sa *surface* a été

12 fois inférieure à celle de l'hémisphère gauche;

6 — supérieure — — —

Surface réelle des hémisphères cérébraux

La surface réelle des hémisphères est la surface des circonvolutions *déplissées*. Nous n'avons pu opérer cette mensuration que sur quatre cerveaux.

TABLEAU N° 5

CERVEAUX	SURFACE APPARENTE DES DEUX HÉMISPHÈRES	SURFACE RÉELLE DES DEUX HÉMISPHÈRES
E..........	895 ^{c2},02	1599 ^{c2},25
H..........	758 27	1795 91
O..........	839 51	1885 34
AA.........	895 46	1746 22
MOYENNE.. =	847 ^{c2},16	1756 ^{c2},68

Le rapport entre les deux surfaces est de 2,07, c'est-à-dire que la surface réelle de l'hémisphère déplissé est *un peu plus du double* de la surface apparente.

La moyenne des surfaces apparentes de ces quatre cerveaux est de 847^{c2},6.

La moyenne des surfaces réelles est de 1756^{c2},68.

On constate encore qu'il n'y a aucun rapport entre la surface apparente et la surface réelle d'un cerveau. Ce qui était du reste facile à prévoir, la profondeur, le nombre et l'étendue des replis ne devant vraisemblablement pas avoir la même valeur sur chaque cerveau.

Surface réelle de chaque hémisphère cérébral

Si nous détaillons les hémisphères que nous venons d'examiner en bloc, nous avons le tableau suivant :

TABLEAU N° 6

CERVEAUX	SURFACE APPARENTE	TOTAL	SURFACE RÉELLE	TOTAL
E.......	H. D. = 438 c2,10 H. G. = 456 92	895 c2,02	804 c2,40 794 85	1599 c2,25
H.......	H. D. = 383 22 H. G. = 375 05	758 27	897 96 897 96	1795 92
O.......	H. D. = 407 64 H. G. = 431 87	839 51	922 29 963 05	1885 34
AA.....	H. D. = 442 06 H. G. = 453 40	895 46	839 42 906 80	1746 22

La moyenne de la surface réelle de l'hémisphère droit est de 866c2,01.
La moyenne de la surface réelle de l'hémisphère gauche est de 890c2,44.
Différence en faveur de l'hémisphère gauche, 4c2,43.

La surface réelle de l'hémisphère gauche est donc plus grande que celle de l'hémisphère droit, de même que sa surface apparente.

Surface réelle de l'écorce grise des hémisphères cérébraux

TABLEAU N° 7

CERVEAUX	SURFACE APPARENTE	SURFACE RÉELLE	SURFACE RÉELLE DES DEUX HÉMISPHÈRES
E..........	827 c2,08	1502 c2,26	1595 c2,15
H.	680 72	1718 37	1795 92
O..........	761 81	1807 74	1885 34
AA.........	811 08	1661 84	1746 22
MOYENNE... =	770 c2,17	1697 c2,55	1756 c2,68

Le rapport entre la surface réelle de l'écorce grise et sa surface apparente est de 2,19 un peu plus élevée que celle de la surface des hémisphères, qui n'est que de 2,07.

La différence entre la surface réelle des deux hémisphères et la surface de l'écorce grise seule est de 58c2,13.

La région des cellules, la surface pensante, intellectuelle des hémisphères serait donc de 1697c2 chez l'homme au moins, car le hasard a fait que nous n'avons pas, dans cette série, mesuré la surface réelle d'un cerveau de femme.

Nous ferons remarquer que ce chiffre correspond presque absolument à celui de Baillarger (1700^{c2}), qui n'opérait, lui, que sur l'écorce grise, puisque son procédé consistait à enlever toute la substance blanche. Il est assez curieux que nous soyons arrivé au même résultat par un procédé tout à fait différent. Ce fait confirme l'exactitude des deux méthodes.

Surface réelle de l'encéphale entier

Il n'est pas encore possible, dans l'état actuel de la science, d'indiquer la superficie réelle de l'encéphale dans son ensemble, superficie qui devrait comprendre la surface réelle des hémisphères, du bulbe, de la protubérance et du cervelet. Il nous manque la surface véritable de ce dernier; nous n'en avons mesuré qu'un seul, et nous avons trouvé que sa surface réelle était égale à la surface apparente du cerveau entier. Nous ne pouvons évidemment pas conclure d'après un seul cas.

Cependant, en admettant ce chiffre comme exact, et à titre de simple curiosité, pour se faire une idée approximative de l'étendue de la superficie générale de l'encéphale, si nous prenons un des cerveaux dont nous avons calculé tous les éléments, le cerveau AA, par exemple, nous trouvons en chiffres ronds :

Surface apparente du cerveau comprenant la surface des hémisphères, du cervelet, du bulbe et de la protubérance		1109 ^{c2}
Surface réelle du cerveau comprenant :		
Les hémisphères déplissés	1746	2898 ^{c2}
Le bulbe et la protubérance	43	
Le cervelet déplissé dont la surface serait égale à la surface apparente du cerveau	1109	
Soit 2898 ^{c2}.		

Pour l'étendue de l'écorce grise comprenant la surface réelle des hémisphères et celle du cervelet, 1661, + 1109, soit 2770^{c2} (voir Tableau 7). Telle serait la superficie de la surface pensante, de la région véritablement intellectuelle, si notre mensuration du cervelet se trouvait vérifiée ultérieurement.

Poids et surface du bulbe et de la protubérance

Sur treize cerveaux d'homme, nous avons trouvé comme poids moyen 23^{gr},03.

Sur onze cerveaux de femme, ce poids a été de 22^{gr},60.

Le poids a donc été à peu près égal dans les deux sexes.

Au point de vue des *surfaces*, la moyenne pour dix cerveaux d'homme a été de 45^{c2},39, et pour six cerveaux de femme de 44^{c2},38. Très peu de différence en somme entre les deux sexes.

Surface de certaines circonvolutions (première frontale et circonvolutions Rholandiques

Nous avions d'abord essayé de calculer ces surfaces; nous avons dû y renoncer momentanément par suite de la difficulté où l'on se trouve de limiter exactement les circonvolutions. Il est sans doute très facile de les reconnaître et d'indiquer approximativement jusqu'où elles vont, mais, lorsqu'on veut les mesurer, il est à peu près impossible d'en préciser les limites exactes; or, pour des mensurations comparatives, il faut opérer sur des surfaces comparables et nettement déterminées. Les chiffres que nous avons trouvés présentent des différences considérables, et n'offrent aucune garantie d'exactitude ; nous préférons donc jusqu'à nouvel ordre les passer sous silence.

Poids et surfaces des corps opto-striés ou ganglions sous-corticaux

Sur les trois cerveaux dont nous avons mesuré les ganglions opto-striés, nous avons trouvé les chiffres suivants :

TABLEAU 8

CERVEAUX	POIDS des hémisphères	POIDS des corps opto-striés	SURFACE des corps opto-striés
P (femme)...	H. D. = 535g, »	C. opt.-st. D. = 32g,20	68c2,45
	H. G. = 524 50	C. — G. = 27 20	53 31
AA (homme)..	H. D. = 600 »	C. — D. = 45 70	78 08
	H. G. = 610 »	C. — G. = 39 80	68 32
O (homme)..	H. D. = 653 »	C. — D. = 46 »	73 »
	H. G. = 643 50	C. — G. = 46 70	74 52

Il n'y a pas de rapport fixe entre le poids de l'hémisphère et le poids des corps opto-striés correspondant.

Le poids moyen des ganglions opto-striés droits a été dans ces trois cerveaux de 41gr,30 ; celui des ganglions opto-striés gauches de 37gr,90 ; différence en faveur du côté droit : 3gr,40.

Au point de vue des surfaces, la moyenne a été pour les corps opto-stries droits de 73c2,17 ; pour les corps opto-striés gauches, 65c2,38 ; différence en faveur de l'hémisphère droit, 7c2,79.

D'après ces quelques chiffres, les ganglions sous-corticaux droits pèseraient donc plus et auraient une étendue plus grande que les ganglions sous-corticaux gauches.

Surface des mains[1]

Nous avons mesuré comparativement la surface des mains et des hémisphères cérébraux sur trois sujets, et nous sommes arrivé à des résultats intéressants, comme le montre le tableau suivant :

[1] Nous avons pris comme limite supérieure de la main une ligne circulaire passant par le premier pli qui limite inférieurement le poignet.

CERVEAU J (HOMME DE 87 ANS)

SURFACE APPARENTE DES HÉMISPHÈRES		SURFACE DES MAINS	
Hémisphère D........	= 452 ^{c2}, 47	Main droite..........	= 346 ^{c2}, 23
Hémisphère G........	= 437 41	Main gauche..........	= 335 48
Total.........	889 ^{c2}, 88		681 ^{c2}, 71

Différence entre les deux surfaces: 208^{c2} en faveur des hémisphères.
Main droite plus grande que la main gauche, ce qui était à prévoir.
Hémisphère droit plus étendu que le gauche.

CERVEAU I (HOMME DE 26 ANS)

SURFACE APPARENTE DES HÉMISPHÈRES		SURFACE DES MAINS	
Hémisphère D........	= 440 ^{c2}, 85	Main droite..........	= 452 ^{c2}, 90
Hémisphère G........	= 468 21	Main gauche..........	= 443 87
Total.........	909 ^{c2}, 06		896 ^{c2}, 77

Différence entre les deux surfaces 12^{c2},29 seulement, c'est-à-dire que chez ce sujet, la surface des deux mains est sensiblement égale à celle des deux hémisphères.

La main droite est comme précédemment, plus grande que la gauche.

Les surfaces de l'hémisphère gauche et de la main droite sont plus grandes que celles de l'hémisphère droit et de la main gauche.

CERVEAU AA (HOMME DE 35 ANS)

SURFACE APPARENTE DES HÉMISPHÈRES		SURFACE DES MAINS	
Hémisphère D........	= 442 ^{c2}, 06	Main droite..........	= 453 ^{c2}, 40
Hémisphère G........	= 453 40	Main gauche..........	= 459 38
Total.........	895 ^{c2}, 46		912 ^{c2}, 78

Différence entre les deux surfaces : 17^{c2},32 en faveur des mains ; différence également petite. Ici encore, la surface des mains diffère très peu de la surface apparente des hémisphères.

La main gauche est plus grande que la droite ; le sujet était-il gaucher ?

Fait assez singulier, la main droite a juste la même étendue que l'hémisphère gauche.

On ne peut évidemment pas tirer de conclusions fermes de ces deux derniers cas dont les mensurations semblent contredites par celles du premier cerveau ; mais enfin il y a là quelque chose d'intéressant, et il serait curieux de voir ce que donneraient des mesures comparatives faites sur un grand nombre de sujets.

Surface des pieds

Nous avions pris pour le sujet I la surface des pieds, malheureusement le moulage du pied gauche s'était abîmé, et nous n'avons pu le mesurer. Pour le droit, nous avons trouvé 567^{c2},44. Pour la surface totale, nous aurions 1134^{c2} en supposant les deux pieds égaux.

Conclusion

En résumé, de l'examen de cette première série de vingt-deux cerveaux, on peut, croyons-nous, tirer les conclusions suivantes :

1° Il n'existe aucun rapport, ni direct, ni indirect, entre le poids de l'encéphale entier et sa surface. Un cerveau peut avoir un poids très élevé et une surface plus petite qu'un autre cerveau pesant beaucoup moins. On ne peut donc conclure du poids à la surface. Cependant, d'une façon générale, le cerveau de la femme pèse moins que celui de l'homme et sa surface apparente est moins grande ;

2° Cette absence de rapports fixes entre le poids et la surface s'observe également pour les autres parties du cerveau, le cervelet, les hémisphères cérébraux et les ganglions sous-corticaux ;

3° La surface de l'encéphale est plus grande chez l'homme que chez la femme ; il en est de même pour le cervelet qui pèse plus et a plus d'étendue chez le premier ;

4° La surface apparente, la surface réelle et la surface de l'écorce grise des deux hémisphères sont plus grandes chez l'homme que chez la femme ;

5° D'une façon générale, l'hémisphère droit *pèse plus* que le gauche, mais il est *moins étendu*, que l'on considère la surface apparente, la surface réelle ou l'écorce grise seule. La superficie de la région pensante est donc plus grande à gauche qu'à droite, chez l'homme, au moins, car pour la femme il y a presque égalité entre les deux hémisphères ; le droit aurait même une surface un peu plus grande que le gauche ;

6° La surface réelle des hémisphères déplissés serait un peu plus du double de la surface apparente. Cette surface réelle est d'environ 1756^{c2}. Celle de l'écorce grise 1697, près de 1700, chiffre de Baillarger.

7° Il n'y a pas de rapports fixes entre la surface apparente et la surface réelle en raison de la variété des replis et de leur profondeur.

8° Le poids et la surface des corps opto-striés seraient plus grands à droite qu'à gauche.

Nous verrons ce que deviendront ces conclusions dans une nouvelle série qui sera l'objet d'une communication ultérieure.

Notre but, en publiant ces premières recherches, a été surtout d'attirer l'attention sur la *notion de surface*, forcément négligée jusqu'ici, faute d'un moyen pratique. Nous pensons que notre méthode, avec les perfectionnements qu'on ne manquera pas d'y apporter, pourra rendre des services au triple point de vue de l'anatomie, de la pathologie et de l'anthropologie. En anatomie, elle permettra d'établir de nouveaux rapports entre les différents organes; — en anthropologie, elle introduit un nouvel élément de comparaison; — enfin, en pathologie, elle pourrait fournir des indications précieuses sur la marche de certains processus morbides, tels que l'atrophie ou l'hypertrophie des membres. Dans les cas d'acromégalie, par exemple, le simple énoncé de la surface acquise par les parties malades serait bien plus frappant que les mensurations en longueur ou en épaisseur.

Pour rester actuellement sur le terrain de l'anatomie cérébrale qui nous intéresse plus particulièrement, cette méthode des pesées nous donne le moyen : 1° d'établir la valeur en surface de toutes les parties constituantes de l'encéphale, et les rapports de ces valeurs; 2° de calculer la surface de certaines parties du corps, telles que les mains, les pieds, les oreilles, la face, etc.; 3° de voir quels rapports existent entre toutes ces surfaces, rapports qui permettraient de conclure des premières aux secondes, et réciproquement. Qui sait ce qui résulterait de ces rapprochements et de ces comparaisons? Qui sait s'il ne deviendrait pas ainsi possible de déterminer chez le vivant la valeur cérébrale d'un individu, d'après la mensuration de telle ou telle partie du corps.

Parmi ces problèmes d'anatomie cérébrale, il en est un dont la solution serait aussi intéressante à chercher, c'est celui qui permettrait d'établir les rapports qui existent entre la surface de la boîte crânienne et celle de l'encéphale et de ses différentes parties. Ces rapports permettraient, en effet, de déterminer la surface du cerveau que contenait un crâne quelconque, et cela pourrait avoir un intérêt capital pour la reconstitution de la valeur cérébrale des crânes préhistoriques.

Voici, pour les personnes désireuses de se livrer à ce genre de recherches, quel serait, selon nous, l'ensemble des opérations :

1° Faire une section horizontale du crâne suivant une ligne circulaire passant au-dessus des arcades orbitaires;

2° Recouvrir la face interne de ces deux parties de la boîte crânienne avec le mélange gélatino-glycériné;

3° Enlever cette couche, la mesurer par la méthode des pesées, et déterminer ainsi la *surface crânienne* du sujet;

4° Calculer la surface de l'encéphale enlevé, toutes les parties conservant leurs rapports respectifs; établir la différence entre cette surface *encéphalique* et la surface crânienne;

5° Calculer la *surface cérébrale* comprenant la surface détaillée des deux hémisphères ensemble, de chaque hémisphère en particulier, du cervelet, du bulbe et de la protubérance;

6° Établir la différence et les rapports de cette surface cérébrale avec la surface encéphalique et la surface crânienne:

7° Calculer les rapports entre la surface réelle des deux hémisphères ensemble, de chaque hémisphère séparément, du cervelet, du bulbe et de la protubérance avec la surface crânienne;

8° Enfin, déterminer les rapports de la surface de l'écorce grise avec cette même surface crânienne.

Nous avons fait ces opérations pour le cerveau AA, et voici les chiffres que nous avons trouvés :

Surface crânienne	=	676c2,32
— encéphalique	=	645 ,46
Différence	=	30c2,82
Surface cérébrale apparente	=	1109c2,18
Différence avec la surface crânienne	=	432 ,86
— avec la surface encéphalique	=	463 ,72
Surface cérébrale réelle (hémisphères déplissés)	=	1959c2,94
Différence avec la surface crânienne	=	1283c2,62
— — — encéphalique	=	1314c2,48
Rapport entre la surface cérébrale réelle et la surface crânienne	=	2 ,89
Rapport entre la surface crânienne et la surface réelle des deux hémisphères	=	2 ,58
Rapport entre la surface crânienne et la surface apparente des deux hémisphères	=	1 ,32
Rapport entre la surface crânienne et la surface réelle de l'hémisphère droit	=	1 ,21
Rapport entre la surface crânienne et la surface réelle de l'hémisphère gauche	=	1 ,34

Il faudrait répéter cette série d'opérations sur plusieurs sujets, voir ce que ces rapports peuvent présenter de constant, et chercher s'il est possible d'en déduire une loi qui permettrait de conclure de la superficie de la face interne du crâne à la valeur des organes qu'il contient.

Il y a là tout un vaste champ d'inconnues à explorer, et les résultats auxquels on arrivera ne peuvent manquer d'être fort intéressants et certainement inattendus. Nous n'en voulons pour preuve que les faits suivants: dans un cas, nous avons trouvé que la surface réelle du cervelet était égale à la surface apparente du cerveau entier. Dans deux autres, la surface des deux mains égalait très sensiblement la surface apparente des deux hémisphères.

Tours. — Imp. Deslis Frères.

A LA MÊME SOCIÉTÉ

Envoi franco par la poste contre un mandat

Traité de Glaucome, par FERRET. Un vol. in-8 carré (2e *édition*). 5 »

De l'ophthalmie granuleuse, par FERRET. In-8 carré. 2 50

La Myopie, sa pathologie, son traitement, par FERRET. Un vol. in-8 carré. . . . . 3 »

Berlin au point de vue de l'hygiène et de la médecine, par le Dr GILLET DE GRANDMONT, officier de la Légion d'honneur. Un vol. in-8, avec illustrations et nombreux plans. . . . . 4 »

Travaux d'ophthalmologie, par A. TROUSSEAU. Un vol. in-8. . 3 »

Guide pratique pour le choix des lunettes, par A. TROUSSEAU. Un vol. in-18 raisin, couverture en simili-cuir. 1 50

Manuel d'hygiène scolaire, à l'usage des instituteurs, par le Dr Émile BARTHES. Un vol. in-18 jésus 2 50

Eaux minérales naturelles de France et d'Algérie, par MM. EGASSE et Dr GUYENOT, avec une préface du Dr DUJARDIN-BEAUMETZ. Un vol. in-8 raisin de 700 pages. 7 50

Thérapeutique clinique et expérimentale, par le Dr QUINQUAUD, professeur agrégé à la Faculté de médecine. Un vol. in-8 carré. 10 »

Formulaire de médecine pratique, par le Dr MONIN, avec une préface de M. le Professeur PETERS. Un vol. in-18 raisin, cartonné, deuxième édition. . . . . 5 »

Guide pratique des sciences médicales, publié sous la direction du professeur LETULLE. Un vol., 1891, in-18 raisin de 46 pages, cartonné. . . . . 12 »

Le même ouvrage, supplément pour 1892, *sous presse*. . . . . 5 »

Nos grands médecins d'aujourd'hui, par Horace BIANCHON, du *Figaro*, illustrés de dessins à la plume par DESMOULIN. Un beau vol. in-8 raisin, texte encadré de filets rouges, avec portraits à la sanguine. Prix broché. . . . . 10 »

Tours. — Imprimerie Deslis Frères.

BIBLIOTHEQUE NATIONALE DE FRANCE
3 7531 03287054 6

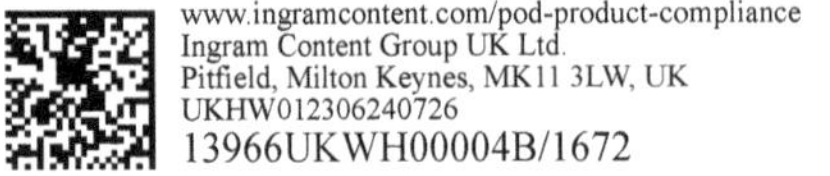
www.ingramcontent.com/pod-product-compliance
Ingram Content Group UK Ltd.
Pitfield, Milton Keynes, MK11 3LW, UK
UKHW012306240726
13966UKWH00004B/1672